AF313126

ATLAS

D'ANATOMIE PATHOLOGIQUE,

POUR SERVIR

A L'HISTOIRE DES MALADIES

DES ENFANS,

PAR M. C. BILLARD, D. M. P.

IN-4° DE 10 PLANCHES, AVEC LE TEXTE EXPLICATIF.

LES PLANCHES, EXÉCUTÉES SUR LES DESSINS DE L'AUTEUR, ONT ÉTÉ GRAVÉES, IMPRIMÉES EN COULEUR ET RETOUCHÉES AU PINCEAU AVEC LE PLUS GRAND SOIN SOUS LA DIRECTION DE M. DUMÉNIL.

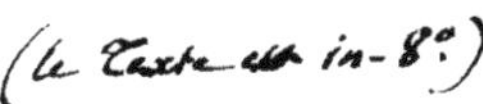

PARIS,

J. B. BAILLIÈRE, LIBRAIRE DE L'ACADÉMIE ROYALE DE MÉDECINE,

RUE DE L'ÉCOLE-DE-MÉDECINE, N. 13 (BIS);

LONDRES,

MÊME MAISON, 3 BEDFORD STREET, BEDFORD SQUARE;

BRUXELLES,

AU DÉPOT DE LA LIBRAIRIE MÉDICALE FRANÇAISE.

—

1828.

Tasso
(Le texte est S.t Tasso.)

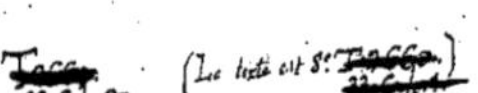

ATLAS

D'ANATOMIE PATHOLOGIQUE,

POUR SERVIR

A L'HISTOIRE DES MALADIES

DES ENFANS,

PAR M. C. BILLARD, D. M. P.

IN-4° DE 10 PLANCHES, AVEC LE TEXTE EXPLICATIF.

LES PLANCHES, EXÉCUTÉES SUR LES DESSINS DE L'AUTEUR, ONT ÉTÉ GRAVÉES, IMPRIMÉES EN COULEUR ET RETOUCHÉES AU PINCEAU AVEC LE PLUS GRAND SOIN SOUS LA DIRECTION DE M. DUMÉNIL.

(le Texte est in-8°.)

PARIS,

J. B. BAILLIÈRE, LIBRAIRE DE L'ACADÉMIE ROYALE DE MÉDECINE,

RUE DE L'ÉCOLE-DE-MÉDECINE, N. 13 (BIS);

LONDRES,

MÊME MAISON, 3 BEDFORD STREET, BEDFORD SQUARE;

BRUXELLES,

AU DÉPOT DE LA LIBRAIRIE MÉDICALE FRANÇAISE.

1828.

ATLAS

POUR SERVIR

A L'HISTOIRE DES MALADIES

DES ENFANS.

PLANCHE PREMIÈRE.

MUGUET DE L'ŒSOPHAGE ET DE L'ESTOMAC.

J'ai cru devoir peindre ces figures sur un fond noir, afin de bien faire ressortir la forme et la couleur blanche de la sécrétion morbide, qui constitue le muguet. Cette planche représente cette concrétion disséminée en abondance le long de l'œsophage, où elle est déposée sur des lignes parallèles qui se dirigent de haut en bas. On voit à la partie centrale de l'estomac, une large couche de muguet, composée d'un nombre considérable de petits points d'un blanc éclatant, dont l'ensemble pourrait être comparé à une légère couche de givre, recouvrant une mousse très-fine. On ne voit nulle part de follicule mucipare. (*Page 315 de l'Ouvrage.*)

PLANCHE II.

Le sujet de cette observation était une petite fille morte à l'âge de douze jours. Les parois latérales du pharynx étaient tapissées de points de muguet; l'œsophage en présente dans toute sa longueur; il existe sous la forme de petits points agglomérés, rangés longitudinalement jusqu'au cardia où ils cessent avec l'épithélium. Le centre de l'estomac offre une perforation avec un ramollissement gélatiniforme de la membrane muqueuse. On voit aux environs de ce ramollissement, et dans plusieurs autres points, quelques couches de muguet irrégulièrement disséminées. Il existe le long de la petite courbure un assez grand nombre de follicules mucipares, réunis par groupes plus ou moins nombreux.

PLANCHE III.

GANGRÈNE DE L'OESOPHAGE.

Cette gangrène de la membrane muqueuse œsophagienne a été observée sur une petite fille âgée de seize mois. La membrane muqueuse est réduite en larges escarres irrégulières, d'une couleur de suie, s'enlevant par lambeaux, et laissant entre elles des intervalles d'un rouge vif. L'épithélium était détruit dans presque toute l'étendue du canal œsophagien. On voit à la partie inférieure du pharynx et supérieur de l'œsophage, une rougeur très-vive, accompagnée d'une injection ramiforme assez prononcée. (*L'histoire de cette maladie se trouve décrite à la page 287 et 288 de l'ouvrage.*)

PLANCHE IV.

ULCÈRE CONGÉNITAL DE L'ESTOMAC.

La figure inférieure représente l'estomac d'une petite fille morte six jours après sa naissance. L'organe est ouvert; on voit au niveau du tiers pylorique, et dans le sens de la grande courbure, un ulcère profond de forme ronde, ayant deux lignes de diamètre, offrant ses bords très-élevés et coupés à pic; aucune tuméfaction ou rougeur inflammatoire n'environne cet ulcère, dont le fond, qui est d'un aspect noirâtre, est formé par la membrane séreuse de l'organe, car toute la membrane muqueuse est détruite.

La figure supérieure représente l'estomac à l'extérieur. On voit dans la partie correspondante à l'ulcère, une sorte de tache brunâtre et arrondie, environnée de quelques vaisseaux peu ramifiés.

PLANCHE V.

FIGURE I. — RAMOLLISSEMENT GÉLATINIFORME DE L'ESTOMAC.

L'estomac offre dans l'étendue de deux pouces, un grand cul-de-sac, un ramollissement gélatiniforme de la membrane muqueuse qui est blafarde, d'un rouge sale, parsemée de stries jaunes, et très-diffluente. La tunique musculeuse dont les fibres sont restées intactes, forment le fond de cette désorganisation, dont les bords sont amincis et frangés. La circonférence du ramollissement offre un bourrelet ou boursoufflement très-rouge. Le reste de la surface de l'estomac offre quelques stries irrégulières, d'un rouge plus ou moins vif. Les parois sont amincies et déchirées.

FIGURE II. — ULCÈRES FOLLICULEUX DE L'ESTOMAC.

Ces ulcères sont irrégulièrement arrondis : ils résultent de la désorganisation des follicules mucipares de l'estomac; ils sont superficiels et formés seulement aux dépens de la membrane muqueuse; leur centre ou leur fond est d'un beau jaune, couleur qui résulte probablement du contact de la bile; leurs bords légèrement tuméfiés, sont d'un rouge carmin qui tranche d'une manière assez remarquable avec l'aspect blanchâtre de la membrane environnante. Enfin, la surface de l'estomac est tapissée par des matières noirâtres mélangées de sang. (*Traité des Maladies des enfans* ; page 296.)

PLANCHE VI.

OBLITÉRATION DU DUODÉNUM.

La première figure représente le Duodénum très-dilaté, jusqu'à la fin de la troisième courbure. Il se termine brusquement par un cul-de-sac auquel est continu le reste du tube digestif, dont le calibre est excessivement petit. Il existe à l'intérieur une oblitération complète. Le calibre du reste du tube intestinal est fort rétréci. La seconde figure est celle d'une portion du cœcum et du colon, dont le diamètre est également fort rétréci. (*Page 348 de l'Ouvrage.*)

PLANCHE VII.

HERNIE DU CERVEAU.

La première figure représente l'Enfant peint trois jours après sa naissance. On voit devant l'oreille et en dehors de l'angle externe de l'œil, une tumeur d'un demi-pouce de diamètre, très-ronde, plus saillante inférieurement que supérieurement. Les tégumens qui la recouvrent sont sains et vermeils comme le reste de la face.

La deuxième figure a été dessinée trois semaines après la première; elle représente la dissection du cerveau et de la tumeur. L'hémisphère gauche est moins volumineux que l'hémisphère droit. La portion de la base du cerveau, qui se trouve ordinairement logée dans la fosse latérale moyenne, est déjetée en dehors, et fait saillie par une ouverture résultant de l'absence de la portion écailleuse du temporal. Le sac de cette Hernie était formé par la peau, la dure-mère et l'arachnoïde. (*Voyez l'Ouvrage, page 598.*)

PLANCHE VIII.

ANÉVRISME DU CANAL ARTÈRIEL; SQUIRRHE DU CŒUR.

La première figure représente une anévrisme du canal artériel, observé sur un enfant de quatre jours. Le cœur est plus volumineux qu'à l'ordinaire. Le canal artériel existe sous la forme d'un grosnoyeau de cerise. L'intérieur de la tumeur était rempli de caillots fibrineux organisés et disposés par couches, comme cela s'observe dans les tumeurs anévrismales.

La deuxième figure représente une petite masse squirrheuse, légèrement aplatie en dehors, incrustée dans l'épaisseur de la paroi du ventricule gauche et de la cloison interventriculaire. Elle ne faisait pas saillie à l'intérieur de la cavité. Elle était dure au toucher et se coupait par tranches nettes. (*Page* 647 *de l'Ouvrage.*)

PLANCHE IX.

TUBERCULES PULMONAIRES.

Cette planche représente le poumon d'un enfant de trois mois. La première figure offre la face externe du poumon droit, qui était remplie de granulations tuberculeuses transparentes. On distingue ces granulations à travers le feuillet pleural. La figure inférieure représente une coupe de ce poumon dont le tissu est parsemé des mêmes granulations, mais qui sont ici plus transparentes, parce qu'elles ne sont pas recouvertes du feuillet séreux. On voit des tubercules plus volumineux groupés à l'origine de la bronche. (*Page* 648 *de l'Ouvrage.*)

PLANCHE X.

HERNIE DE L'OVAIRE GAUCHE.

Cette planche représente la dissection du bassin où l'on a conservé les reins, le rectum, la vessie et l'utérus, chez une petite fille âgée de dix-sept jours. Une tumeur arrondie, grosse comme une aveline, un peu dure au toucher, ne pouvant rentrer dans l'abdomen par le taxis, existe à la région inguinale gauche. On trouva, à l'ouverture du cadavre, que la tumeur herniaire était formée par l'ovaire gauche descendu par le canal et l'anneau inguinal, qui était beaucoup plus large qu'à l'ordinaire. La matrice, attirée par son ligament rond et par l'ovaire, est déviée de sa position naturelle, et incline au côté gauche de la vessie. Le rein gauche, au lieu de se trouver sur le même plan que celui du côté opposé, est tiré en bas par le tissu cellulaire qui l'enveloppe, et par un repli du péritoine qui avait une adhérence avec l'orifice du sac. L'artère rénale ayant cédé à ce tiraillement, est étroite et allongée. L'ovaire et le pavillon de la trompe du côté gauche sont logés au fond du sac, tandis que les mêmes parties, du côté opposé, sont libres dans le bassin. (*Page* 456 *de l'Ouvrage.*)

IMPRIMERIE DE H. BALZAC, RUE DES MARAIS, S.-G., N. 17.

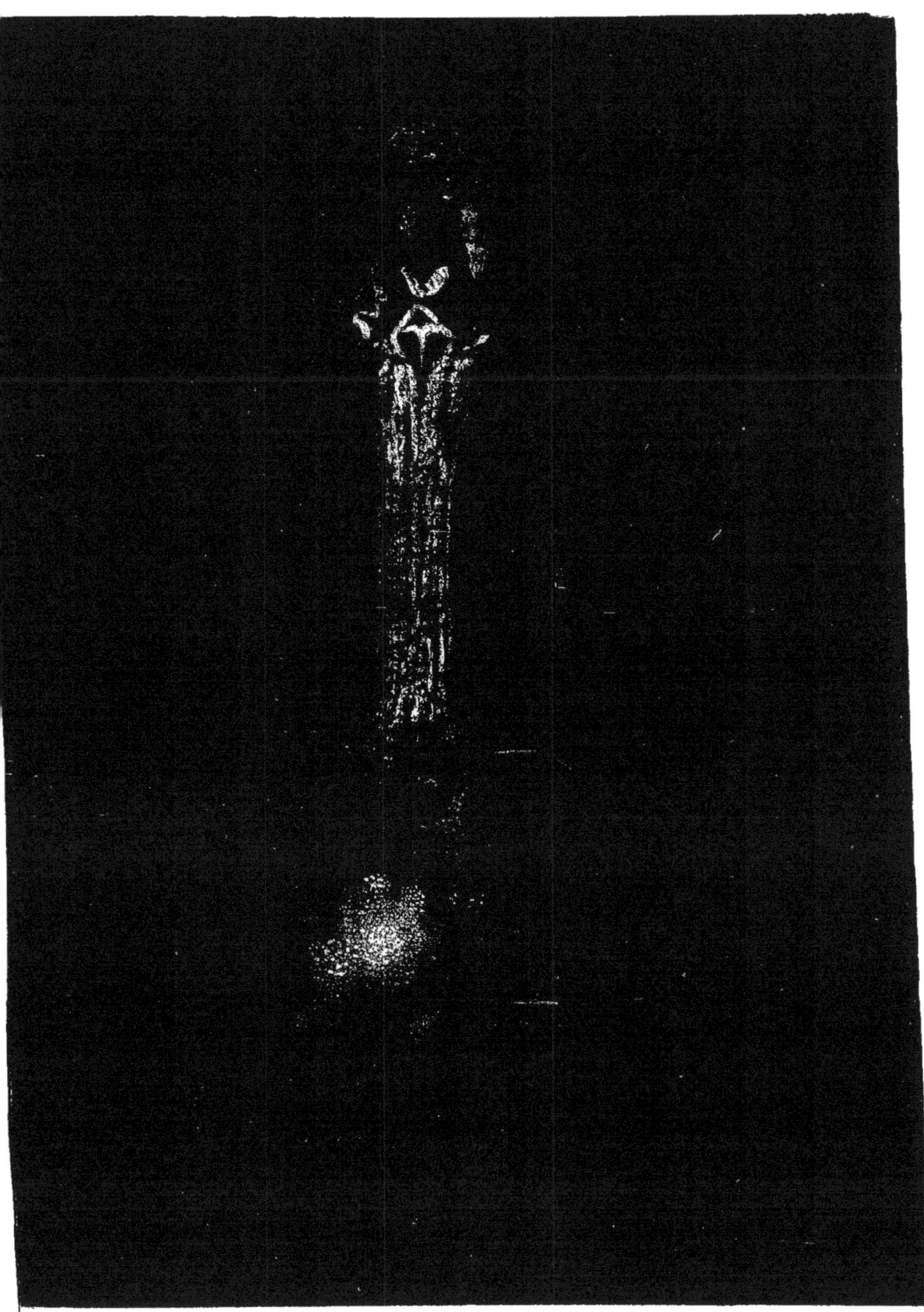

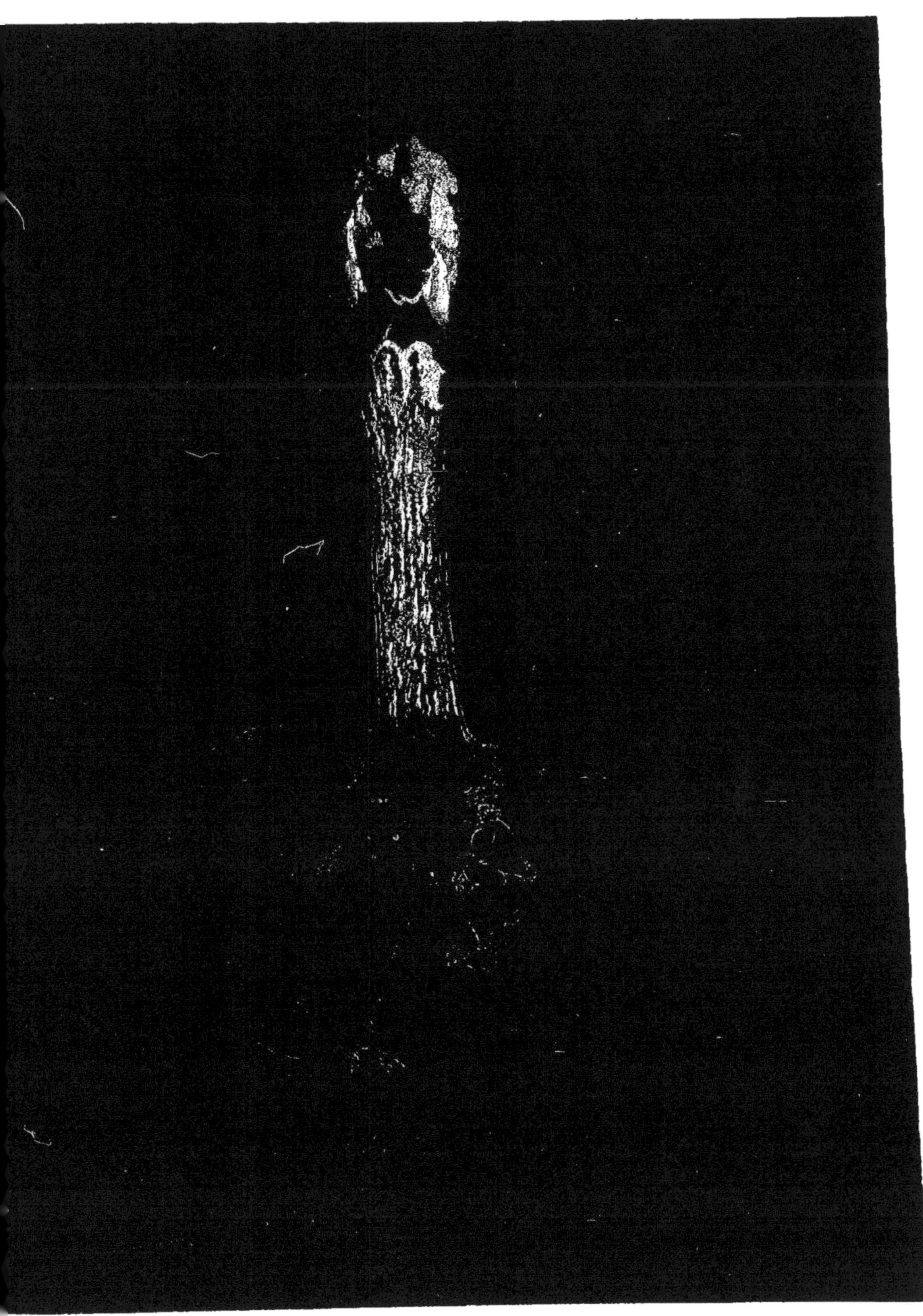

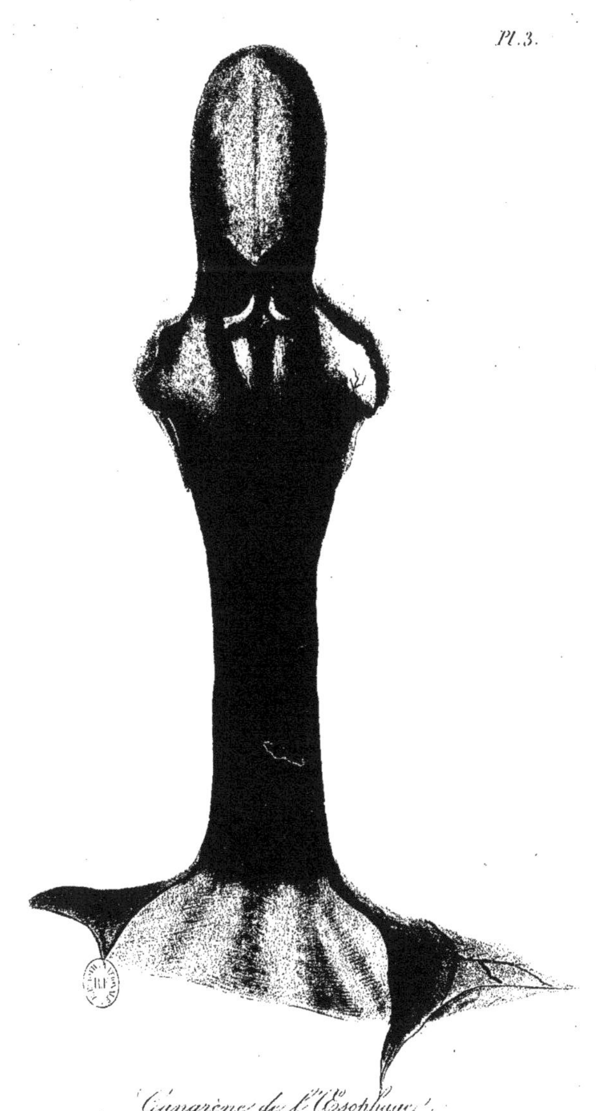

Gangrène de l'Œssophage.

Billard. Pinxit

P. Duménil Direxit Rue des Beaux Arts N.° 10.

Stazrel sculpsit

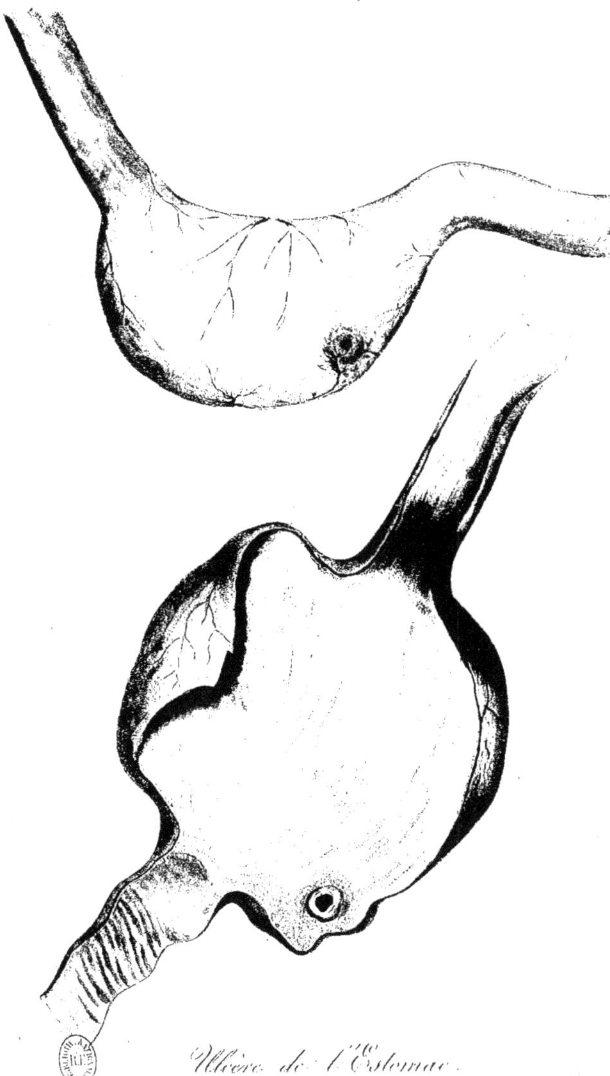

Ulcère de l'Estomac.

Billard Pinxit.

Canis sculpsit.

P. Duménil Direxit, Rue des Beaux Arts, N.º 10.

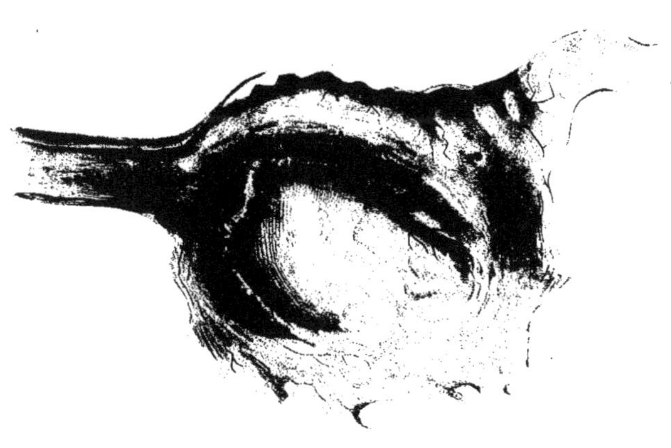

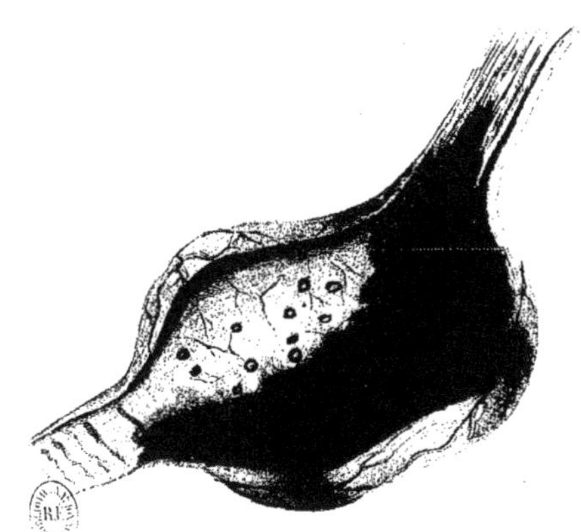

1 Ramollissement de l'Estomac.
2 Ulcères folliculeux de l'Estomac.

Billard Pinxit.   Stassel sculpsit

P. Dumenil Direxit. Rue des Beaux Arts N.º 10.

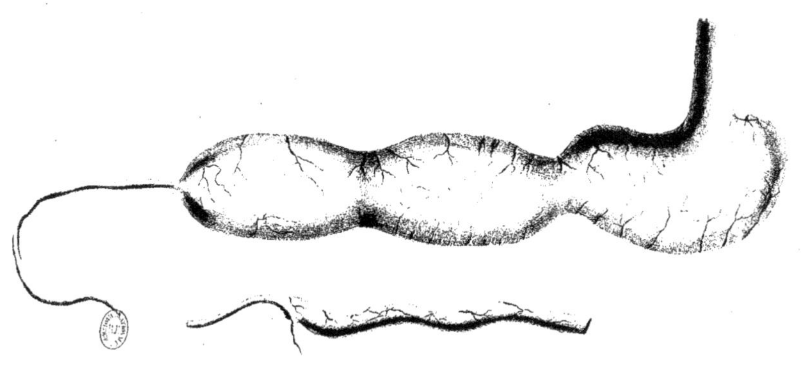

Oblitération du Duodenum.

Billard Pinxit.   Dumenil Direxit Rue des Beaux Arts N.º 10.   Stazzel sculpsit

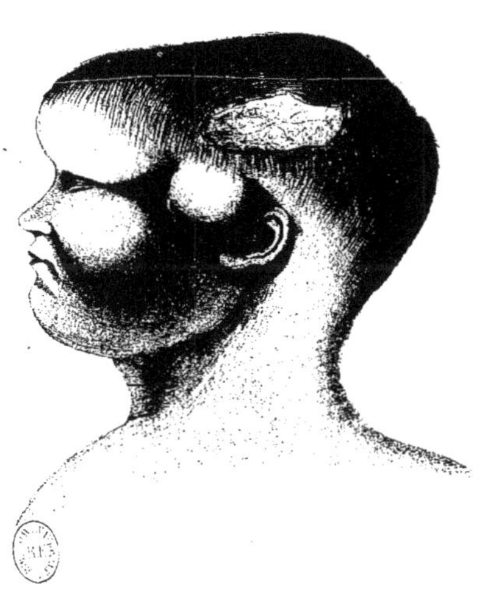

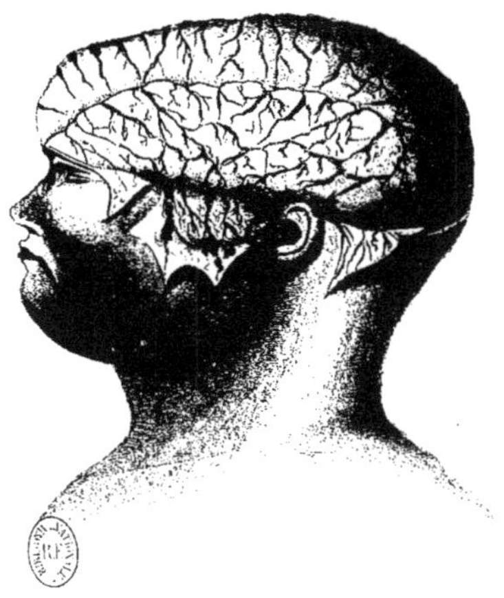

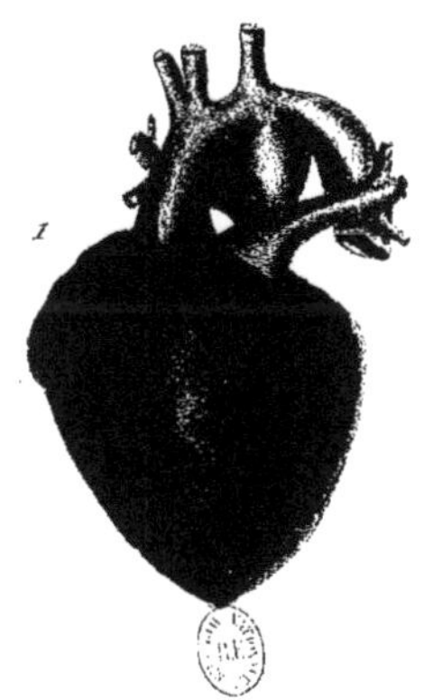

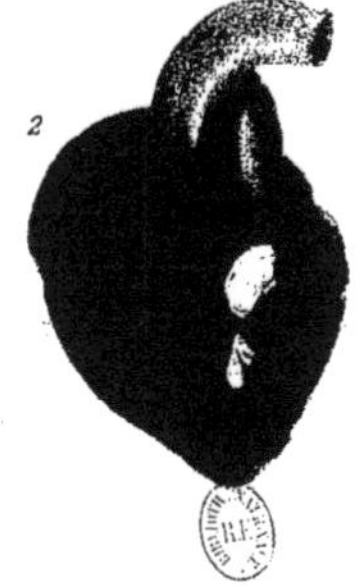

1. Anévrisme du Canal artériel.

2. Squirrhe du Cœur.

Billard Pinxit.

Comis sculpsit.

P. Duménil Direxit. Rue des Beaux Arts N°. 10.

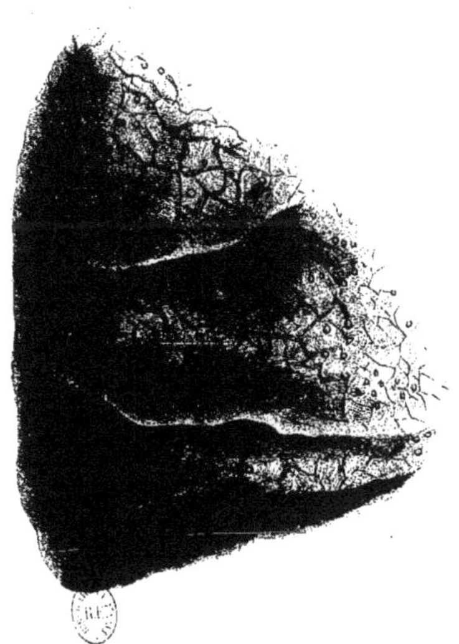

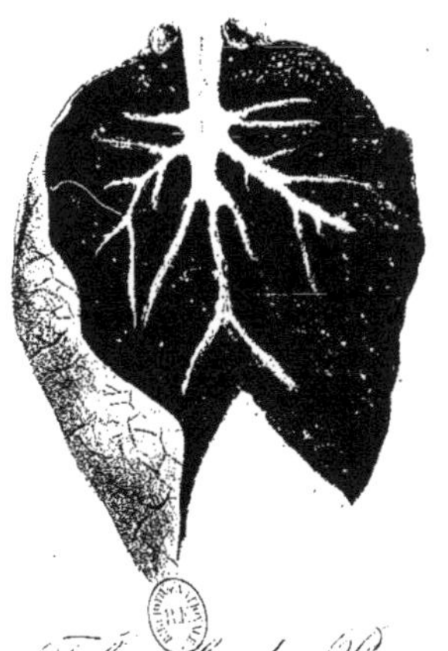

Tubercules du Poumon

Billard, pinxit.

P. Duménil, Diroxit, Rue des Beaux Arts N.° 10.

Conès, Sculpsit.

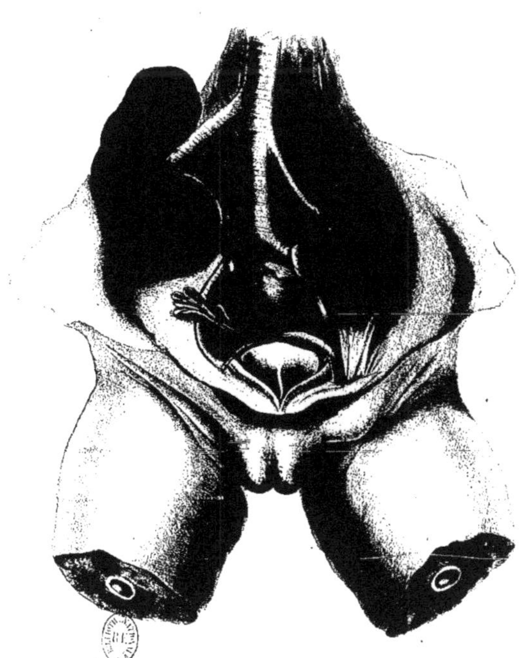

Hernie inguinale de l'Ovaire gauche.

Billard Pinxit   Stassel sculpsit

P. Duménil Direxit, Rue des Beaux Arts N.º 10.